ESSAI

SUR

L'INFLAMMATION,

PAR

M. CRÉPIN.

« Un des caractères les plus frappants
« et les plus estimables de l'hippocra-
« tisme, caractère qui lui est propre, c'est
« de pouvoir accepter la vérité de toutes
« parts. »

(PIDOUX.)

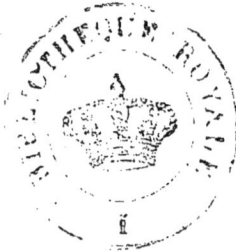
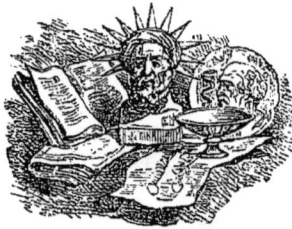

STRASBOURG,

IMPRIMERIE DE G. SILBERMANN, PLACE SAINT-THOMAS, 3.

1847.

ESSAI

SUR L'INFLAMMATION.

Il y a deux éléments dans l'inflammation : une lésion des solides et une altération des humeurs. C'est celle-ci qui a d'abord frappé les médecins ; c'est elle qui a servi de base aux théories des philosophes grecs, de GALIEN, des chimistes du seizième siècle.

La lésion locale n'a été reconnue que plus tard. La révélation de son existence était subordonnée aux études anatomo-pathologiques qui ne datent réellement que des travaux de MORGAGNI, de BORDEU et de BICHAT.

Mais au lieu d'étudier ensemble les deux éléments de la phlogose, on négligea l'un pour ne s'occuper que de l'autre. Le solidisme détrôna l'humorisme ; c'est là du reste la marche ordinaire des connaissances humaines. Notre intelligence est trop bornée pour embrasser à la fois toutes les parties d'une science. L'étude de chacune de ses faces exige les efforts d'un esprit supérieur. Ne nous étonnons pas si les hommes de génie sont exclusifs ; ce n'est qu'à cette condition qu'il leur est donné de soulever

1.

un coin du voile qui cache la vérité, et de mériter le titre de réformateurs.

Lorsque l'enthousiasme produit par le système de Broussais fit place à l'examen rigoureux, lorsque l'on vit que la lésion locale n'était pas tout dans l'inflammation, on revint à l'étude de l'*état général*. On confessa que l'humorisme avait quelque chose de réel. Les progrès de la chimie appliquée aux altérations des fluides de l'économie nous ramènent aujourd'hui à la *matière peccante* des anciens, mais en nous donnant les moyens d'en déterminer mieux la nature.

J'établis en principe que toutes les causes susceptibles de produire l'inflammation entravent d'abord plus ou moins l'hématose cutanée[1]. Cela est évident pour le froid qui domine l'étiologie de la phlogose; cela n'en est pas moins vrai pour les autres causes. Lorsqu'un agent irritant d'une certaine intensité touche une surface externe ou interne, le premier effet est une stimulation suivie d'un afflux de sang vers le point affecté; mais ce sang, avant d'arriver à l'organe stimulé, a abandonné violemment une partie du système vasculaire, d'où est résulté un trouble de la circulation périphérique et de l'hématose qui lui est subordonnée.

Par suite de ce vice de l'hématose:

1° Les globules rouges diminuent, et cette diminution

---

[1] «Ce n'est pas ici le lieu d'administrer les preuves de l'hématose cutanée. Je renvoie le lecteur aux expériences de Spallanzani, de Vauquelin, d'Edwards, etc., qu'il me serait facile d'appuyer de nombreux arguments. La peau exerce incontestablement cette fonction importante *et pourtant généralement méconnue*» (Roche).

coïncide avec une augmentation proportionnelle de fibrine provenant de l'agrégation des noyaux albumineux qui n'ont point subi la transformation globulaire[1];

2° Les globules veineux se trouvent relativement augmentés;

3° L'eau et les sels dont l'élimination a été entravée surabondant dans le sang[2];

4° Il reste dans ce fluide un excès de carbone et d'hydrogène, dont la combustion n'a pas eu lieu. La présence de ces corps augmente la proportion des matières grasses du sang, ou du moins modifie celles qui s'y trouvent déjà, en transformant les acides margarique et oléique en cholestérine, qui, comme on sait, est plus riche en carbone que ces acides. C'est ce qui explique la proportion plus forte de cholestérine trouvée dans le sang des sujets atteints de phlegmasie (BECQUEREL et RODIER).

Cette altération du sang, cet excès de fibrine, de cho-

---

[1] SYDENHAM a dit en parlant de la couenne. «Peut-être n'est-ce autre chose que des fibres du sang, qui, ayant perdu leur enveloppe rouge et naturelle, en se déposant sur la partie enflammée, se sont joints ensemble et ont formé la pélicule blanche dont il s'agit. D'après PREVOST et DUMAS, la fibrine n'est qu'un agrégat de noyaux des globules. LIEBIG regarde les globules comme contenant de la fibrine et de l'albumine, principes dont la composition est identique, et qui ne diffèrent que parce que leurs éléments sont diversement groupés. M. HATIN a démontré que l'arrivée dans le sang des produits de la digestion engendrait le coagulum blanc ou fibrine. Celle-ci, dans les conditions physiologiques, est incessamment transformée en globules; mais quand l'hématose est entravée, elle surabonde dans le sang.»

[2] «Le sérum et la couenne augmentent en proportion directe» (RASORI). Les sels n'augmentent que dans les premiers moments; ils diminuent ensuite sous l'influence de la diète.

lestérine, d'eau constitue la *matière morbifique*, *l'humeur peccante* des anciens que les modernes ont si dédaigneusement rejetée, et à laquelle on est obligé de revenir; car, je le répète, ce vice du sang précède la lésion locale; il constitue l'essence du mal, attendu qu'il tarit à la fois toutes les sources de l'existence, tandis que la lésion locale n'intéresse que la vie d'un organe, du moins dans les premiers moments. Aussi, s'il existe une *nature médicatrice*, ses efforts doivent se diriger contre l'altération primitive du sang, ce qui jusqu'à présent n'a pas été bien reconnu.

Tous les médecins depuis Hippocrate ont admis que ce sont les lois de l'économie qui guérissent et non pas eux; mais ils ont été loin de s'entendre sur la manière dont la nature guérit, sur la part qu'elle a dans la cure

Le vieillard de Cos a dit: *Natura curat morbos.* Cette proposition n'est pas juste; la nature ne guérit pas la maladie, mais le *mal*. La maladie est le moyen qu'elle emploie pour atteindre ce but, ou en d'autres termes pour éliminer du sang l'humeur peccante et rendre à ce fluide sa composition normale. L'axiome devrait donc être formulé: *Natura curat morbo malum.* Sydenham l'avait bien compris ainsi quand il a défini la maladie: un effort de la nature qui, pour conserver le malade, travaille de toutes ses forces à détruire la matière morbifique.

Fièvre.

Le premier moyen qu'emploie la nature médicatrice est la *fièvre* (de *februo*, je purge).

Les médecins de tous temps ont admis l'utilité de la fièvre.

Hippocrate reconnaissait à la fièvre la faculté de terminer certaines maladies (*Aphorismes*).

D'après Cullen, la fièvre, à l'aide de l'accès de froid, augmente l'action du cœur et rétablit l'énergie du cerveau et celle des petits vaisseaux, diminuée par certaines puissances sédatives.

Boerhaave pense que la fièvre a pour effet une coction et une élimination de la matière morbifique.

Stahl considère la fièvre comme un effort salutaire du principe vital, à l'aide duquel les mouvements sécrétoires et excrétoires sont augmentés au delà de leur état naturel, mais de telle manière cependant qu'ils tendent pour l'ordinaire à détruire et à chasser toute matière morbifique.

Le mouvement irrégulier du sang, dit Sydenham, qui est la cause ou qui accompagne la fièvre, est excité par la nature, soit pour séparer du sang une matière morbifique, soit pour lui donner quelque nouvelle disposition.

Huxam dit : Puisque chaque espèce de fièvre peut être considérée comme un effort que la nature fait pour se débarrasser de quelque chose qui l'opprime, nous devons toujours la favoriser par tous les moyens que la raison et l'expérience peuvent nous fournir.

Une fièvre violente, dit Stoll, paraît avoir été utile contre cette maladie invétérée (syphilis); et plût au ciel que nous pussions quelquefois l'exciter dans les maux anciens et rebelles, de manière à la porter jusqu'au degré où elle serait salutaire.

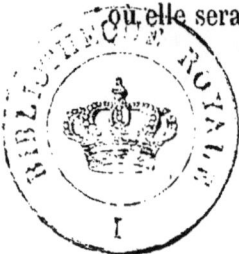

Alibert exprime la même idée en style un peu plus fleuri dans sa *Matière médicale*.

« L'art n'emploie pas en général l'excitation du cœur comme celle des viscères. Peut-être un jour en sera-t-on tenté, s'il est vrai que souvent la fièvre soit un instrument de guérison » (Bichat).

Joseph Franck dit qu'il ne se souvient pas d'avoir vu des enfants atteints de fièvre intermittente être affectés en même temps d'autres maladies épidémiques.

« Les fièvres elles-mêmes, au rapport de Sénèque, soulagent certaines maladies; et la fièvre, ce qui peut paraître étonnant, est souvent avantageuse » (Celse).

« La teinture de colchique provoque la fièvre et amène des sueurs abondantes. Ordinairement la goutte s'en trouve diminuée » (Broussais).

Enfin, pour ne pas multiplier ces citations, je dirai que F. Hoffmann, Goelicke, Boehmer, Vanderstadt, Finck, Metzler, Bevends, etc., ont soutenu dans des dissertations l'efficacité de la fièvre dans diverses maladies.

Malgré cela l'école physiologique a refusé à la fièvre un caractère d'utilité; elle la regarde dans tous les cas comme un symptôme qu'il faut combattre.

Pour trouver la vérité, analysons ce phénomène d'après les idées précédemment émises, et tâchons d'en déterminer l'essence.

Si la cause prochaine du *mal* est une diminution de l'hématose, le remède naturel est une accélération de la circulation et par suite une surhématose [1], à l'aide de

---

[1] « Dans le premier degré de l'inflammation, dit Broussais, il y a

laquelle la fibrine en excès se trouve transformée en globules.

Les faits suivants nous autorisent à penser que c'est en effet le résultat que détermine la fièvre.

Lorsque l'action violente des artères, dit QUESNAY, a duré quelque temps, on voit ordinairement, quand on saigne, disparaître la couenne.

A la fin d'une saignée, chez une personne robuste et dont le cours du sang est accéléré par un mouvement fébrile, le sang sort rouge, rutilant et par saccades.

Dans les pyrexies intermittentes ce n'est qu'après plusieurs accès, c'est-à-dire lorsque la fièvre a diminué, qu'on trouve la couenne dans le sang retiré de la veine.

En jetant un coup d'œil sur le tableau des pneumonies aiguës joint au travail de MM. ANDRAL et GAVARRET, on voit que dans presque tous les cas la dernière saignée a fourni la plus forte proportion de fibrine, parce qu'à cette époque la fièvre avait baissé.

On sait par les travaux des mêmes expérimentateurs qu'un des caractères des pyrexies est un caillot considérable résultant de la grande proportion des globules, surtout dans les premiers temps de la maladie, lorsque la fièvre est assez forte; vers la fin, au contraire, quand le mouvement fébrile a diminué, le sang offre presque toujours un excès de fibrine (voy. HATIN, *Recherches expérimentales sur la partie blanche du sang*).

surhématose. On a de nombreux exemples de cet état dans lequel les malades sont capables de supporter d'énormes pertes de sang. » En effet, c'est grâce à la fièvre médicatrice que les déplétions sanguines dont abuse l'école physiologique deviennent moins meurtrières.

Quoi qu'il en soit, la fièvre n'a pas toujours pour effet
de rendre à l'état globulaire les corpuscules fibrineux qui
ont été arrêtés dans leur transformation par les causes de
l'inflammation. Les forces organiques agissent bien d'a-
près une impulsion attachée à la conservation de l'indi-
vidu, mais leur marche n'est pas toujours exactement
calculée, ce qui leur fait manquer leur but. Je m'explique :
l'hématose supplémentaire n'a lieu que lorsque la fièvre
est modérée, qu'il y a par exemple 20 à 25 inspirations
par minute, et que les pulsations artérielles ne dépassent
pas 90 à 95. Au lieu de cela, qu'arrive-t-il souvent? Le
mouvement du sang est très-rapide dans certains moments et trop lent dans d'autres, ce qui nuit à la transformation en globules de la fibrine en excès. Pour citer
un exemple, prenons la fièvre intermittente. Nous voyons
un accès pendant lequel le pouls est à 110 et 120 pulsations par minute, puis il retombe à 70 ou 60 et même
moins (pour peu qu'on abuse du sulfate de quinine) pendant un temps plus ou moins long. Il résulte de là que
l'accès ne suffit pas pour guérir le mal, qu'il en faut plusieurs et que le plus souvent la nature est impuissante à
opérer la cure. Il faut que l'art intervienne, que le médecin, à l'aide du sulfate de quinine ou des sudorifiques[1],
provoque une *fièvre continue* dont l'intensité mesurée par
le nombre et la plénitude des pulsations artérielles offrira
une moyenne entre le mouvement circulatoire de l'accès
et celui de l'apyrexie. Pour parler en chiffres, je suppose

---

[1] TULPIUS, F. HOFFMANN, SYDENHAM préconisent les sudorifiques
donnés avant le paroxisme des fièvres intermittentes. Ces médicaments activent la circulation périphérique et l'hématose cutanée.

que pendant l'accès le pouls ait été à 110, et à 60 pendant l'intermission, le sulfate de quinine maintiendra le pouls à 85 dans l'apyrexie. Ce mouvement modéré permettra la transformation plus ou moins complète de la fibrine surabondante en globules, et rendra nul ou moins intense l'accès suivant.

Ce qui arrive pour les fièvres intermittentes, s'observe dans les fièvres *continues*, qui toutes ont des redoublements pendant lesquels l'hématose est imparfaite. Aussi les pathologistes ont-ils remarqué que les crises correspondaient à un pouls médiocrement accéléré et à une respiration facile et profonde.

Concluons que si la nature s'égare assez souvent, en s'efforçant, par la fièvre, de combattre le mal de l'organisme, nous ne devons pas méconnaître ses intentions et nous opposer mal à propos à un moyen qui, convenablement limité, est toujours salutaire [1].

Inflammation.

Lorsque les causes de l'inflammation ont agi sur l'économie avec une certaine intensité, la proportion de fibrine, de cholestérine est augmentée à un point où la fièvre ne suffit plus pour faire disparaître ces matières peccantes, en les transformant en globules. Alors la nature tend à éliminer du sang les substances en excès par le phénomène de l'inflammation.

[1] La nature sthénique de la fièvre en imposa à BROUSSAIS. Il attribua le même caractère à la partie enflammée, et en voulant réformer l'idée de BROWN, il tomba dans l'excès contraire.

Le sang surchargé d'albumine graisseuse afflue vers un ou plusieurs organes prédisposés [1] ou irrités. Cette albumine peut quitter le torrent circulatoire de quatre manières.

1° Elle s'exhale dans l'état fluide à travers les membranes muqueuses [2] (flux, catarrhes). Cette évacuation peut suffire pour conjurer le mal ; cela arrivait plus souvent autrefois, quand le médecin laissait agir davantage la nature.

2° La fibrine, en se coagulant, constitue les adhérences, les pseudomembranes [3].

3° Elle s'extravase dans le tissu interstitiel, où elle forme la tuméfaction, les tumeurs [4].

---

[1] Nous ne savons pas au juste en quoi consiste cette prédisposition ; il est probable que c'est dans un défaut de tonicité. « Comme dans les petits vaisseaux, dit CASTEL, la circulation est plus subordonnée à la contractilité que dans les gros troncs, la susceptibilité d'un tissu pour les phlegmasies est en raison inverse de sa force contractile.

[2] M. DENIS dit, en parlant du mucus : « Ou il dérive de l'albumine, ou il n'en est qu'une forme, ou enfin il résulte de l'union d'un acide et d'albumine » (*Essai sur l'application de la chimie, etc.*).

[3] Les fausses membranes sont formées de fibrine entre les mailles de laquelle se dépose une sérosité albumineuse.

[4] « Il y a extravasation de fibrine partout où il y a inflammation.... Dans la pneumonie, c'est la fibrine épanchée qui augmente le poids et le volume du poumon et lui donne la consistance du foie » (RASORI).

« Les tumeurs qui se forment dans les diverses parties du corps sont formées d'albumine mêlée à des matières grasses » (QUESNAY).

J'ai incisé un certain nombre de phlegmons pendant leur état d'acuité ; le sang que j'en ai recueilli s'est *coagulé promptement* et m'a offert une grande proportion de fibrine.

L'extravasation peut encore se faire dans les artères et dans les

4° Enfin elle pénètre avec d'autres éléments du sang (sérum hématosine [1]) dans les capillaires de l'organe prédisposé ou irrité, et alors voici les phénomènes qui se passent : quelle que soit la cause de l'inflammation, qu'elle ait agi immédiatement sur l'organe (irritation directe) ou qu'elle ait porté son influence sur la peau (refroidissement, violences, etc.), le sang arrivant dans les capillaires, irrite ceux-ci et augmente leur contractilité ; leur calibre diminue et le mouvement qu'ils impriment au sang devient plus rapide. Dans ce premier moment les vaisseaux sont plus petits, moins remplis de sang, et par conséquent la partie est plus pâle que dans l'état normal ; mais à mesure que l'afflux de sang devient plus considérable, les capillaires perdent leur tonicité par suite de la dilatation forcée qu'ils éprouvent, ils se congestionnent, la circulation devient plus lente et il se produit enfin une stase complète du sang. *La partie est alors enflammée* (voy. les expériences et observations microscopiques d'HASTINGS, de KALTENBRUNNER, de RASORI, etc.).

veines. Dans les inflammations cérébrales on trouve la fibrine dans les sinus de la dure-mère. FRÉD. HOFFMANN rapporte que chez un jeune homme mort d'une pneumonie, il trouva des concrétions polypeuses dans l'artère et la veine pulmonaires (*Dissert. de generat. mortis in morbis*).

[1] Dans le premier moment, il pénètre des globules dans la partie qui doit être le siége de l'inflammation ; mais à mesure que celle-ci se dessine par la lenteur et l'arrêt de la circulation, les globules disparaissent, et il ne reste plus dans les vaisseaux que du sérum coloré par l'hématosine. Les globules, en effet, sont incompatibles avec l'immobilité. Il n'y a de fixe en eux, dit SCHULTZ, que le mouvement qui forme leur nature intime.

L'inflammation a donc pour but de retenir dans un organe ou d'évacuer à travers son tissu l'excès de fibrine graisseuse et l'eau qui allaïent compromettre la composition normale du sang et par conséquent la vie générale [1]. Elle a donc, comme la fièvre, une utilité relative ; elle porte sur un organe la substance *morbifique* qui menaçait la vie de tous et donne au médecin le temps de conjurer l'orage. Les faits suivants confirment ce que je viens d'énoncer.

Quand la mort, à la suite des fièvres puerpérales, a été très-rapide, on n'a *rien découvert,* excepté beaucoup de sérosité dans le péricarde ; on a trouvé dans le poumon une vomique et *rien dans le péritoine* (FODÉRÉ).

MM. HOME, DEVÈZE, BAILLY et plusieurs autres, qui tous ont observé la fièvre jaune, s'accordent à dire que les cas où cette maladie sévit avec le plus de violence et tue le plus promptement, sont ceux dans lesquels l'autopsie ne *découvre aucune trace de phlegmasie.*

Chez les indigènes de l'Amérique du Nord, chez les habitants du Haut-Missouri, la variole ne produit pas d'éruption générale, à cause de l'imperméabilité de la peau. La mort arrive très-promptement [2].

Dans tous ces cas, les causes de l'inflammation altèrent la composition du sang, de manière à la rendre incom-

---

[1] «Le travail morbide qu'on appelle une inflammation, a pour effet de soustraire au sang une certaine partie de son sérum et un principe qui, comme le sérum lui-même, est une émanation du sang (ANDRAL).

[2] C'est ce qui arrive encore pour les poisons violents qui tuent très-vite et ne laissent sur le cadavre aucune trace d'inflammation.

patible avec la vie. La nature ne pouvant créer un émonc-
toire à la matière morbifique, doit succomber.

Lorsque l'inflammation est formée, la fièvre continue,
parce que toute la fibrine en excès n'a pu être éliminée et
que celle-ci se renouvelle consécutivement au trouble
apporté dans l'exercice de certaines fonctions. Cela arrive
surtout lorsque la phlogose siége dans un organe d'hématose, tels que le poumon et la peau (pneumonie, rhumatisme).

On peut observer cependant des cas où la composition
du sang étant redevenue normale, la fièvre cesse et la
phlegmasie reste seule. « Si la fièvre naît en même temps
« que la fibrine augmente, d'une autre part, on voit la
« fièvre cesser en même temps que la fibrine revient à sa
« quantité normale, et cependant la lésion locale peut
« encore persister alors avec une assez grande intensité »
(ANDRAL, *Hématologie,* p. 100).

Il nous reste à examiner ce que deviennent les éléments
du sang déposés dans les organes enflammés.

1° Ils peuvent être résorbés et rentrer dans le torrent
circulatoire (délitescence).

2° Les matériaux solides peuvent séjourner dans les
tissus et former des indurations et autres produits mor-
bides.

3° Certains éléments peuvent se réunir et constituer la
matière purulente. Le pus, comme l'observe RASORI,
n'est pas le produit d'une sécrétion; car toute sécrétion
exige un organe sécrétoire, et le pus peut se former partout. Cette matière est constituée par les éléments du
sang qui déterminent l'inflammation; c'est du sérum

dans lequel se trouvent suspendus des globules de fibrine graisseuse plus ou moins modifiée. Voici comment on peut concevoir cette production. Lorsque la fibrine, par suite des causes que nous avons signalées plus haut, est devenue plus ou moins graisseuse, elle ne peut plus passer à l'état de globules rouges; elle se prend alors en corpuscules graniformes insolubles dans le sérum et qui en pompant l'eau avec avidité, se gonflent et constituent les globules purulents. Ceux-ci, suspendus dans la sérosité, forment la matière purulente qui est résorbée, ou bien se collige et se trouve évacuée au dehors, en débarrassant le sang d'une substance morbifique qui altérait sa composition.

Traitement de l'état général.

Nous avons dit que les causes de l'inflammation tendaient à altérer la composition du sang, que cette altération consistait en un excès de fibrine, de cholestérine et d'eau, dans une pléthore veineuse plus ou moins considérable; qu'après un temps variable la nature suscitait une fièvre curative; que cet état général, cette diathèse sthénique précédait la formation du réseau inflammatoire, et que le plus souvent elle survivait à l'apparition de la lésion locale.

Le but de la nature est de débarrasser le sang de l'excès de fibrine graisseuse, de transformer celle-ci, ainsi que les globules veineux, en globules artériels. Il semble, au premier abord, que le meilleur moyen de seconder ces efforts, et même de les rendre inutiles, serait de retirer du sang, cette fibrine en excès à l'aide des saignées ; mais les expériences de MM. ANDRAL et BECQUEREL ont prouvé que les déplétions sanguines ne diminuaient pas la proportion de ce principe.

La fonction départie aux membranes muqueuses nous fournit un moyen d'éliminer la fibrine graisseuse ; cette élimination s'obtient à l'aide des purgatifs et des vomitifs ; mais elle ne saurait remplir que dans certains cas le but de la nature et de son ministre.

Dans l'impossibilité d'enlever directement au sang toute la fibrine surabondante, nous devons imiter la nature qui cherche à transformer cette matière morbifique en un autre principe essentiel à la vie (globules rouges). Nous savons que l'albumine, pour se précipiter à l'état globulaire, a besoin d'être convenablement dissoute. Les substances qui jouissent de cette faculté dissolvante sont, d'après M. MIALHE, un grand nombre d'altérants et d'excitants généraux, tels que la plupart des acides végétaux, l'ammoniaque et ses sels, les iodures, sulfures, chlorures alcalins (*Bullet. de thérap.*, octobre 1842).

Selon M. DENIS, le chlorure de baryum, l'azotate de potasse, le sulfate de potasse, le sulfate de soude, sont les sels qui agissent le mieux sur la fibrine. Les chlorures de potassium, de sodium, de calcium viennent après. Pour moi je mets en première ligne les préparations d'iode et de mercure, et ce sont elles que j'emploie pour obtenir l'effet en question.

Quand l'albumine est convenablement dissoute, il s'agit d'activer son passage à travers les organes de l'hématose. La nature cherche à remplir ce but par la fièvre.

C'est à son ministre intelligent à régulàriser ce phénomène, à rendre la fièvre modérée et continue, afin de favoriser le plus possible la formation des globules artériels.
La saignée dégorge le système veineux, étend le champ
de la circulation en mettant en mouvement le sang qui
stagne en certains endroits, et communique à celui-ci
une accélération moyenne. Elle a donc également pour
résultat de seconder l'hématose, de rendre le sang plus
riche; *ce n'est donc point un débilitant.*

Le sulfate de quinine est un *excitant* qui, donné à dose
modérée, active la circulation[1]. Il peut donc servir à gou-
verner le mouvement fébrile et à le remplacer lorsque la
nature est impuissante à le produire; mais l'emploi de ce
sel exige beaucoup de discernement: ainsi, s'il y a pléthore veineuse considérable, si la fibrine n'est pas convenablement dissoute, l'activité que le sulfate de quinine
imprimera à la circulation sera stérile et hâtera même la
précipitation de la matière plastique dans les organes.
Huxam a remarqué que le quinquina ne convient pas dans
le commencement des fièvres quotidiennes et doubles

---

[1] Les fébrifuges qu'on employait avec succès avant la découverte
du quinquina étaient des excitants bien reconnus, tels que l'ail, le
poivre, le phosphore, l'arsenic, la serpentaire de Virginie, l'éther,
l'huile animale de Dippel. Le fébrifuge par excellence ne saurait
avoir un autre mode d'action (j'entends lorsqu'il est donné à dose
modérée).

Giacomini, qui a expérimenté sur lui-même le sel de quinine,
avoue qu'ayant pris trente centigrammes de ce médicament, le pouls
s'éleva de 2 à 3 pulsations par minute. Duval et Berandi, qui ont
également expérimenté la quinine, assurent avoir ressenti des effets
de surexcitation.

tierces, où le sang est fibrineux jusqu'à ce qu'on ait fait usage des mixtures salines, des délayants, de la saignée. HILLARY a vu régner dans l'île des Barbades une fièvre à type quotidien, qui ne cédait jamais au quinquina, à moins qu'on ne l'associât à des substances salines [1]. Si dans ces derniers temps le sulfate de quinine a eu des revers dans le rhumatisme, c'est qu'on ne favorisait pas son action par la saignée et les dissolvants de l'albumine.

Il y a deux autres conditions nécessaires à l'hémathose; ce sont :

1° Un air pur. La plupart des maladies offrent un redoublement vers le soir, parce qu'à cette époque de la journée, l'air pur faisant défaut, la nature cherche par le paroxisme fébrile à compenser l'entrave apportée à l'oxygénation du sang.

---

[1] On trouvera peut-être étonnant que je parle des fièvres périodiques et de leur traitement, lorsqu'il est question de celui de la phlogose ; mais qu'on fasse attention qu'il s'agit ici de l'état général, de la diathèse sthénique qui précède la phlegmasie, de ce moment où la nature cherche à prévenir ce phénomène morbide. Or le moyen qu'elle emploie est la fièvre et souvent la fièvre intermittente. Ainsi par exemple, dans ce qu'on appelle fièvre intermittente inflammatoire, on trouve à la saignée le sang couenneux ; il y a tous les symptômes de la phlogose, et si celle-ci n'éclate pas, c'est grâce au sulfate de quinine, qui agit comme nous l'avons déjà dit.

Quelquefois, dit HUXAM, on voit régner avec les pleurésies et les péripneumonies épidémiques des fièvres quotidiennes doubles tierces et tierces. Cela vient de ce que dans les personnes qui ont les humeurs plus aqueuses, le froid augmente seulement la force des vaisseaux et échauffe le sang, de manière à *préserver par des accès répétés de fièvre intermittente régulière*, toutes les suites fâcheuses du défaut de transpiration, de la densité et de la viscosité des humeurs.

2° La chaleur extérieure.

3° La propreté de la peau. Lorsque l'on ne peut administrer des bains en raison de la nature de l'affection de la faiblesse du malade, etc., il est essentiel de le laver fréquemment.

Les moyens que nous venons d'indiquer convenablement mis en usage, peuvent prévenir ou faire avorter une phlegmasie. Quand ils ne réussissent pas, il reste à traiter la lésion locale. C'est ici que le rôle du médecin acquiert une importance nouvelle que celui-ci devient, pour me servir d'une expression de FERNEL, *opifex primarius*, de *minister naturæ* qu'il était.

Traitement de l'affection locale.

Pour traiter convenablement l'affection locale, il s'agit d'en bien déterminer la nature.

On a défini l'inflammation : L'augmentation des propriétés vitales dans la partie qui en est le siége[1]. Examinons l'exactitude de cette proposition. *La sensibilité* est-elle toujours exaltée dans la partie enflammée ; en d'autres termes, la douleur est-elle un signe pathognomonique de la phlogose? Non. La douleur siége le plus souvent autour, ou à une certaine distance du point enflammé. Elle

---

[1] En admettant la définition de RICHERAND, on arrive à cette conséquence absurde, devant laquelle, du reste, l'auteur n'a pas reculé : que l'accumulation des forces vitales dans le lieu de l'inflammation favorise la dégénérescence gangréneuse.

n'est point en rapport avec l'intensité de la phlegmasie.
Au contraire, les inflammations les plus graves sont ordinairement indolentes. Un grand nombre de phlegmasies
n'excitent aucune souffrance. Pujol (*OEuvres de médecine pratique*) soutient, en s'appuyant de faits et d'auto-
rités, que l'inflammation peut exister, sans douleur, dans
quel organe que ce soit, *alors même qu'elle est des plus
aiguës*. L'exaltation de la sensibilité n'est donc pas un
caractère de l'inflammation. Broussais l'avait du reste
reconnu, puisqu'il dit qu'il ne peut connaître les maladies
internes que par les phénomènes de dissémination, dont
le plus frappant est la fièvre.

Reste l'augmentation de la *contractilité*.

L'inflammation dépend-elle d'un excès de ton [1]? Toute
dilatation forcée diminue la contractilité fibrillaire des
tissus [2]. Le mouvement du sang dans les capillaires est en
raison de leur tonicité. Or, lorque nous voyons des vaisseaux dilatés par une quantité de sang surabondante, et dans
lesquels le mouvement circulatoire est, sinon interrompu,
du moins considérablement ralenti, nous ne pouvons ad-
mettre dans la partie enflammée un surcroît d'action, et
nous sommes forcés de reconnaître avec Wilson Philip,

---

[1] Tommasini et son école ne se lassent pas de répéter que l'inflammation dépend d'un excès de ton et que les antiphlogistiques sont les
seuls moyens curatifs; heureusement pour les malades, les antiphlogistiques des Italiens sont des excitants.

[2] Fontana a vu, d'après une série d'expériences, que l'estomac et
les intestins des animaux perdent leur mouvement de contractilité
quand ces organes ont été prodigieusement gorgés ou distendus par
des liquides.

Hastings, Prus[1], que la contractilité est diminuée ou suspendue dans le point phlogosé[2].

En résumé, la sensibilité ne se trouvant que rarement
exaltée, et jamais d'une manière qui soit en rapport avec
la gravité de la lésion locale ; la principale propriété vitale,
la seule qu'admette Broussais, se trouvant diminuée ou
suspendue dans l'inflammation, nous sommes en droit de
définir celle-ci : *La diminution des propriétés vitales dans
la partie qui en est le siége*[3].

Le traitement de la partie *enflammée* doit donc consis-
ter en une *stimulation* propre à rendre aux capillaires dilatés par le sang la contractilité qu'ils ont perdue.

---

[1] D'après Prus, les vaisseaux, dans l'inflammation, sont dilatés
par l'expansibilité, et appellent dans leur cavité agrandie les fluides
voisins qui s'y précipitent et s'y accumulent, parce que la *contractilité suspendue* n'est plus là pour les faire cheminer (*De l'irritation
et de la phlegmasie*).

[2] Rasori, tout en reconnaissant la distension des capillaires du
réseau inflammatoire, ne veut pas que cette distension anormale
éprouvée par ces vaisseaux diminue leur contractilité. Il sépare com-
plétement les propriétés vitales des propriétés physiques, comme si
c'était possible. Et tout cela pour rester fidèle à la théorie de l'*hyper-
sthénie*. Ce qui embarrasse les Italiens et bien d'autres, c'est la per-
suasion que la saignée ne saurait être qu'un débilitant et ne peut
par conséquent guérir que des affections de nature hypersthénique.
Il me semble cependant qu'un remède qui relève la contractilité des
capillaires, qui rallume dans une partie la propriété vitale qui allait
s'éteindre, mérite plutôt le nom de *tonique*.

[3] La prompte coagulabilité que j'ai observée dans le sang extrait
d'une partie enflammée est encore un argument contre l'excès de
ton de celle-ci ; car moins le sang est *vivant*, et moins il conserve la
propriété qu'il tenait de la vie de demeurer à l'état fluide (voy. Donné,
Cours de microscopie).

Cette proposition eût soulevé, il y a une vingtaine d'années, des cris d'anathème. Aujourd'hui, sans compter la théorie que nous venons d'établir, il y a de nombreux faits qui la justifient.

Je commencerai par quelques aveux échappés à l'auteur de la médecine physiologique, qui, comme tout chef de secte, a été moins exclusif que ses adeptes. Broussais reconnaissait que certaines gastro-entérites aiguës pouvaient guérir par un vomitif. Il déclare avoir guéri sur lui-même une ophthalmie *d'une grande intensité* avec le vinaigre instillé dans les yeux. La contre-irritation[1], dit-il, réussit à merveille dans l'ophthalmie, et l'on ne saurait croire jusqu'à quel point la conjonctive, qui est si sensible, résiste aux stimulants (voy. le *Cours de pathologie générale*).

Les contre-stimulistes italiens emploient avec avantage des *excitants* contre l'inflammation aiguë; en effet, les antimoniaux, la gomme-gutte, les cantharides, la menthe, le genièvre, le calomel, la sabine, l'aconit, la salsepareille, le soufre, le fer, le seigle ergoté, le quinquina, l'absinthe, etc., qu'ils regardent comme contre-stimulants (*hyposthénisants*), figurent parmi les excitants dans toutes les pharmacologies françaises.

Un grand nombre de médecins anglais et français combattent depuis quelques années les inflammations aiguës par les stimulants. C'est ainsi qu'on oppose avec succès le nitrate d'argent à l'ophthalmie, le copahu, le cubèbe, aux inflammations les plus aiguës du canal de l'urèthre,

---

[1] Broussais entend par contre-stimulation l'action des stimulants sur l'endroit lui-même irrité. La contre-stimulation antiophthalmique se produit au moyen des astringents.

le seigle ergoté, le tannin à la métrorrhagie, à la métrite aiguë, le tartre stibié à l'hémoptysie, le sulfate d'alumine à l'angine gutturale aiguë, etc.

J'ai pour mon compte guéri un certain nombre d'hémoptysies, de pneumonies au premier et second degré, à l'aide du tartre stibié à la dose d'un décigramme avec ou sans saignée.

Quelle est la manière de stimuler les organes? autrement dit, dans une inflammation donnée, quel est le stimulant à employer? Ici nous invoquerons les travaux des Italiens et des homéopathes. Avec les premiers, nous reconnaissons aux médicaments une propriété élective.

Nous avons vu plus haut qu'un stimulant qui a pour premier effet d'augmenter la contractilité d'un tissu, finit lorsqu'on le continue ou qu'on augmente son intensité, par diminuer cette même contractilité et disposer la partie à l'inflammation, ce qui nous amène à cet axiome homéopathique, que le stimulant approprié à l'organe ou au tissu affecté est le même qui, par son action élective, peut déterminer dans la partie la lésion qu'il est destiné à combattre[1].

Il importe donc de ne pas laisser outrepasser aux médicaments un certain degré d'action. Nous avons deux manières d'atteindre ce but. La première consiste à donner les stimulants à doses modérées; la seconde à pratiquer concurremment des évacuations sanguines. La sai-

---

[1] L'expérience a prouvé qu'une multitude de maladies étaient guéries par des agents thérapeutiques qui semblent agir dans le même sens que la cause du mal auquel on les oppose (TROUSSEAU, *Thérap.*, t. I, p. 226).

gnée générale opère dans le système circulatoire un vide
relatif qui retire le sang des derniers capillaires, et par
conséquent de ceux qui sont obstrués ou *enflammés*. La
saignée locale produit le même effet plus directement. Les
déplétions sanguines favorisent ainsi l'action du stimulant
par le dégorgement des petits vaisseaux ; en second lieu,
dans les cas où le stimulant est donné à trop haute dose,
elles corrigent cet inconvénient, elles arrêtent la dilatation des vaisseaux qui allait se reproduire, et laissent au
médicament son action salutaire.

C'est pour n'avoir pas bien compris l'effet de la saignée
et avoir donné les médicaments à doses trop élevées, que
les praticiens ne sont pas d'accord sur la nature de l'inflammation.

Il n'est pas un médecin qui ne soit obligé de convenir
que certaines maladies inflammatoires ont été guéries par
les stimulants ; mais la manière dont on donne les médicaments a dû nécessairement amener des insuccès qui
ont effrayé l'homme de l'art, et l'ont maintenu dans l'er-
reur de la nature hypersthénique de la phlogose.

RÉSUMÉ GÉNÉRAL, APPLICATIONS.

L'inflammation se compose de deux éléments.

1° L'état général qui consiste dans l'altération du sang
par un excès de fibrine, de cholestérine et d'eau. Cette diathèse précède la lésion locale plus ou moins, et lui survit
le plus souvent. La nature tend à la guérir par la fièvre,
le médecin doit seconder ses efforts curateurs, les imiter,

tout en corrigeant leurs écarts à l'aide de la saignée, des dissolvants, de l'albumine, du sulfate de quinine, etc.

2° La lésion locale. Celle-ci étant de nature asthénique, sera combattue par les stimulants-homéopathiques. Ainsi l'on donnera le tartre stibié, l'ipéca dans les inflammations pulmonaires, l'opium dans les phlegmasies de l'encéphale, etc. Ces médicaments doivent être administrés *à faibles doses dès le début des phlegmasies*. Il arrivera sans doute un moment où l'on aura assez étudié l'action élective des médicaments, leurs doses pour les administrer sans le secours des saignées, mais jusque-là je crois que les évacuations sanguines sont des adjuvants utiles. Aussi j'emploie toujours concurremment avec les stimulants la saignée locale au moins ; quant à la saignée générale, à mesure que j'avance, je réduis son usage.

Ainsi, par exemple, dans le principe je prescrivais dans les inflammations pulmonaires le premier jour : Saignée et tartre stibié, 1 décigramme dans 180 grammes d'eau, laudanum, 12 gouttes, boissons nitrées, chemise de flanelle, et je continuai la même prescription les jours suivants jusqu'à ce qu'il survînt un amendement notable qui se déclarait du troisième au quatrième jour. Aujourd'hui que j'ai éprouvé l'action de l'émétique à la dose précitée, je ne crains pas de me borner à une seule saignée, quelquefois même je n'en fais pas du tout ; et je m'en tiens aux sangsues ou aux ventouses sur la poitrine. Je traite de la même manière et avec succès les hémoptysies qui réclament encore moins la saignée que les phlegmasies pulmonaires.

Dans les inflammations gastro-intestinales je place des

ventouses scarifiées ou des sangsues à l'épigastre, et je donne en même temps l'émétique en lavage (5 centigr. dans un litre d'eau), ou le sulfate de soude à la dose de 10 grammes dans 500 grammes d'eau ou le calomel (1 décigramme), et je continue ainsi les jours suivants, jusqu'à ce que j'observe une amélioration sensible.

Dans les inflammations où la fibrine est très-abondante, tels que le rhumatisme, les phlegmasies des séreuses, celles de la bouche où il se forme des concrétions plastiques des pseudo-membranes, les dissolvants de l'albumine sont particulièrement indiqués. On administre avec avantage le nitrate de potasse, l'iodure de potassium, l'eau de laurier-cerise, la digitale, les frictions mercurielles. Celles-ci m'ont parfaitement réussi dans le rhumatisme. Je ne les fais accompagner de la saignée que dans les cas où le rhumatisme est suraigu, que les inspirations et les pulsations de l'artère sont trop fréquentes. Ces cas sont rares, attendu que les dissolvants favorisent les évacuations (sueurs, urines), et rendent ainsi le sang plus concentré, plus riche. La fièvre alors se modère d'elle-même. Et souvent elle a plutôt besoin d'être doucement excitée, car il ne faut pas oublier qu'elle est nécessaire pour transformer en globules la fibrine après sa dissolution. La chaleur du lit, la flanelle dont on couvre les régions affectées, les bains chauds suffisent ordinairement à maintenir le mouvement fébrile au degré convenable; dans certains cas, soit faiblesse du sujet, soit chronicité de la phlogose, la réaction s'établit difficilement, et alors il faut donner un excitant de la circulation, le sulfate de quinine, par exemple.

Les dissolvants (*nitre, scille,* etc.) sont encore indiqués dans les bronchites avec expectoration abondante et épaisse. J'ai employé avec succès le nitrate de potasse dans une tisane ou l'infusion de pariétaire dans ces maladies, et j'ai remarqué qu'au bout d'un certain temps les crachats se fluidifiaient; mais comme, tout en devenant séreux, leur abondance reste la même, il est avantageux de donner en même temps les stimulants appropriés, tels que l'opium et l'ipéca.

Malgré ce qu'on a pu dire du virus vénérien, j'ai toujours traité les affections syphilitiques comme de simples inflammations, et je n'ai pas eu de revers. J'ai guéri des uréthrites en très-peu de temps de la manière suivante : dix à quinze sangsues au périnée, et le même jour : cubèbe, 4 grammes, sulfate d'alumine, 1 gramme (mêlés), répétés deux fois. Même prescription les jours suivants.

Le traitement des bubons et de l'orchite blennorrhagique est analogue. Sangsues et cataplasme arrosé de vin aromatique ou d'eau blanche.

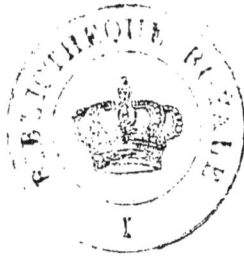

www.ingramcontent.com/pod-product-compliance
Lightning Source LLC
Chambersburg PA
CBHW070739210326
41520CB00016B/4504